DE LA VÉRITABLE CAUSE
DU
CHOLÉRA
ET
DE SON TRAITEMENT
D'APRÈS LES PRINCIPES
DE
LA MÉTHODE RASPAIL

PAR

T. BRAVARD & E. MARQUET

DEUXIÈME ÉDITION

augmentée

D'UN NOUVEAU MODE DE TRAITEMENT

Toujours d'après les principes de la même Méthode

Par Toussaint BRAVARD

PRIX : 1 FRANC

CHEZ L'AUTEUR.

JUMEAUX-SUR-ALLIER (PUY-DE-DOME)

Août 1854

DE LA VÉRITABLE CAUSE

DU

CHOLÉRA

ET

DE SON TRAITEMENT

D'APRÈS LES PRINCIPES

DE

LA MÉTHODE RASPAIL

PAR

T. BRAVARD & E. MARQUET

DEUXIÈME ÉDITION

augmentée

D'UN NOUVEAU MODE DE TRAITEMENT

Toujours d'après les principes de la même Méthode

Par Toussaint BRAVARD

JUMEAUX-SUR-ALLIER (PUY-DE-DOME)

Août 1854

Jumeaux, 6 août 1854.

Sollicité, depuis longtemps, de presser la publication de la nouvelle édition du petit livre sur le choléra, que nous fîmes paraître en mars 1849 avec notre excellent ami E. Marquet, nous ne saurions exprimer le regret que nous éprouvons de n'avoir pas tout quitté, de n'avoir pas surmonté tous les obstacles pour hâter cette publication, aujourd'hui que nous venons de lire dans le *Moniteur des hôpitaux* du 1er août 1854, à l'art. Variétés scientifiques :

Nouvelles du choléra. — « Nous devons annoncer « avec regret, non seulement l'extension de l'épidémie, « mais aussi son accroissement d'intensité, même à « Paris, où le nombre des décès cholériques a atteint, « avant hier, le chiffre de 97, tant en ville que dans « les hôpitaux.

« Dans la Haute-Marne, l'épidémie continue de

« sévir avec intensité, et dans une petite localité com-
« posée de 360 habitants, le tiers de la population,
« comprenant en particulier le curé, le maire et toutes
« les autorités, moins le garde champêtre, a succombé
« en quelques jours.

« La Haute-Saône partage en grande partie la triste
« situation de la Haute-Marne; un de nos excellents
« correspondants, M. Chappot, nous informe qu'à
« Gray, un des étudiants envoyés en mission par l'ad-
« ministration a succombé, ainsi que deux médecins
« de la localité, aux atteintes de l'épidémie. La suette
« règne en même temps que le choléra, mais elle est
« très-bénigne et s'est terminée jusqu'à ce jour con-
« stamment par la guérison.

« Dans un village de l'Aisne, le nombre des cas,
« encore assez peu nombreux heureusement, se sont
« tous terminés par la mort.

« A Marseille, l'épidémie continue à sévir avec une
« grande intensité; on évalue au tiers au moins de la
« population l'émigration qui a eu lieu hors la ville,
« et cependant les dernières nouvelles nous signalent
« 200 décès dans une seule journée, ce qui représen-
« terait environ 1,500 à 1,800 décès pour la population
« de Paris. On a remarqué que, sur ce nombre de
« 200, il y avait une soixantaine d'enfants, ce qu'on
« n'avait pas observé encore dans les épidémies anté-
« rieures.

« On peut évaluer à 45 ou 50 le nombre des dépar-
« tements aujourd'hui envahis. »

Le temps nous manque pour rédiger une préface; mais nous croyons mieux faire en mettant à même le lecteur de juger comment nous parvînmes à obtenir la conversion de notre excellent ami Marquet, dont la mort prématurée fut une véritable perte pour la science. Raspail, n'a pu s'empêcher de la déplorer en ces termes, dans son manuel annuaire de 1854 :

« A ces noms déjà anciennement connus de mes lecteurs, j'allais ajouter celui de l'excellent E. Marquet, jeune chirurgien militaire, qui était venu s'établir à Paris tout exprès pour appliquer la nouvelle méthode. Depuis trois ans, le pauvre avait appris à le vénérer et le riche à le rechercher. Aussi désintéressé que modeste, aussi instruit que les plus instruits, la mort est venue le frapper en janvier 1852, au début de ses succès et à l'instant où il venait de prendre la plume pour abjurer les principes de la vieille médecine. Oh! comme ils tombent vite ceux qui se déclarent mes amis! Ma vie est la vallée des larmes. »

Après un tel éloge, nous sommes plus que fier, nous sommes heureux de pouvoir citer les lignes suivantes :

« Mon cher Bravard-Toussaint, confiné dans sa petite maison de Jumeaux et attirant à lui, par ses succès, des malades de Dijon et de Lyon, Bravard, jadis mon élève, devint mon maître tout en ayant en moi la confiance la plus intime, il guérissait mieux que moi et j'aurais été un malhonnête homme si j'avais refusé de croire *. »

---

* De F. V. Raspail, considéré comme réformateur en médecine, et de la méthode naturelle. Deuxième livraison, Paris, 21 août 1851 ; par E. Marquet, ancien interne des hôpitaux, élève du professeur Lallemand, etc. etc.

Marquet ne croyait pas à la médecine, il nous l'avait écrit bien souvent pendant une correspondance de dix années consécutives. Nous mîmes beaucoup d'acharnement à lui faire part des nombreux succès que nous obtenions chaque jour de l'application de la nouvelle méthode ; nous le lui mandâmes à Montpellier d'où il nous avait annoncé qu'il rédigeait les leçons de clinique du professeur Lallemand, de concert avec le professeur Franck beau-frère de l'illustre académicien ; nous le lui écrivîmes aussi pendant son séjour à Versailles, en Afrique, à Saint-Omer et à Strasbourg. — Ceux qui connaissent toutes nos sympathies et notre admiration pour Raspail, qui datent déjà d'un quart de siècle, ne sauraient être surpris de notre persévérance. — Lorsqu'il vint à Jumeaux partager notre clientèle, comme l'avait fait cinq ans auparavant le docteur Louis Roux, ancien interne des hôpitaux de Paris, l'auteur du *Médecin* et de la *Sœur de charité*, rédacteur de l'*Examinateur médical*, Marquet put se convaincre que nous ne lui avions rien écrit de trop, que nous n'avions rien exagéré.

Tout le monde, nous aimons à le croire, tout le monde comprendra dans quelle intention nous rendons ces faits publics dans ce moment-ci. Nous sommes si profondément convaincu qu'il n'existe pas de meilleur traitement que celui de la méthode, contre le terrible fléau indien, que nous voudrions faire partager à tous ceux qui nous liront notre conviction à cet égard.

Nous eûmes la douleur, pendant notre dernier séjour à Paris, de voir se réaliser les tristes pressentiments que nous exprimions dans la préface de notre première édition, et nous pûmes être témoin du dévouement sans bornes et du zèle infatigable que notre excellent ami Marquet mettait à soigner, exclusivement par la méthode, les malheureux frappés par le fléau. Nous quittâmes Paris vers les premiers jours de juin 1849. Marquet, resté seul au plus fort de l'épidémie, employait ses moments de repos à nous écrire des lettres que nous conservons bien précieusement. De ces lettres nous allons extraire les passages qui peuvent contribuer à nous faire atteindre le but que nous nous proposons.

« Paris, 8 juin 1849.

« Je ne sais, mon cher ami, si je pourrai t'écrire cette lettre sans me déranger bien souvent peut-être ; aussi, quelque incomplète qu'elle soit, excuse-la. Le choléra frappe à tous moments à la porte de ton ami. Les chiffres officiels que tu verras dans les journaux sont aussi vrais que les bulletins des victoires de l'armée autrichienne. Je peux t'affirmer une journée où la mortalité a été de 1,500 en ville. Les corbillards ne suffisent pas encore aujourd'hui et j'ai rencontré comme supplémentaire une voiture de déménagements. — La pratique a confirmé la théorie ; j'ai vu bon nombre de cas graves ; pas un mort. Voilà à quoi je me suis définitivement arrêté pour le bonheur de bien des familles, qui, en ce moment, me bénissent.

« Tourne la page, cher Toussaint, et tu liras notre simple traitement confirmé par des guérisons miraculeuses. — Toujours la méthode, mais aussi simplifiée que possible. »

Ce traitement est le même que celui qui est indiqué dans la lettre suivante :

« Paris 18 juin 1849.

« Mon très-cher,

« J'étais à déjeuner avec Boll qui m'avait donné rendez-vous. J'avais pour ce déjeuner sacrifié un moment de repos dont j'ai grand besoin. — A nos côtés était un jeune homme brun à favoris noirs. — Nous sortions, et à peine étions-nous sur la porte, on vint dire à Boll : M. Auvray (c'était notre voisin de table) est tombé là dans la rue, il se meurt. J'y vais, je le trouve noir, glacé, sans pouls, avec connaissance pleine et entière. Boll l'emporte sur ses épaules, on le couche dans le lit de Krémer.

« Thé avec rhum et camphre égrugé dedans.

« Sulfate de soude.

« Frictions à l'eau sédative, surtout sur la tête (les crampes avaient leur siége dans les muscles de la mâchoire). Au bout de deux heures seulement, le pouls reparaît aux radiales; les jambes sont encore froides.

« Il y avait deux heures et demie de l'atteinte, quand je l'ai quitté, convaincu qu'il était guéri. — *Ainsi se réalise le mot prophétique de Raspail : « Pris à temps le « choléra le plus asphyxique est moins grave qu'un « simple rhume, si on le traite par la méthode.* »

« Mais avoue que j'ai trouvé dans mon mode d'administration du sulfate de soude une des formes d'application du principe qui aura bien quelque résultat pour l'humanité.

« En marchant sur les traces du grand homme, comme Platon sur celles de Socrate, je concourrai à révolutionner la science et à sauver les hommes.

« Adieu et tout à toi...

« E. Marquet. »

« *P. S.* Comme ma méthode fait déjà sensation dans Paris, de peur qu'un des nombreux intrigants qui vivent à l'affût des idées des autres ne s'en empare, je dépose demain, à l'Institut, un paquet cacheté constatant mes droits de priorité. Il est bien entendu que je dis en *post-scriptum* que je ne suis que l'interprète du grand novateur, de F.-V. Raspail. Je ne peux écrire vingt lignes sans être dérangé. Il est impossible que je rédige encore un mémoire sérieux. Mais je le ferai bientôt. Depuis ton départ, j'ai médité et *compris* l'*Histoire naturelle de la santé et de la maladie*, compris *au moins autant* que celui qui a deviné la vérité.

« J'obtiendrai une lecture à l'Institut, et là je le défendrai comme savant, et, si quelqu'un fait des objections, je me contenterai de lui demander s'il l'a lu. — Sois tranquille... Le grand homme a dit vrai *et aujourd'hui je crois à la médecine.* Tu sais si j'ai douté longtemps, et si j'avais cependant des oreilles pour entendre et des yeux pour voir.

« Adieu frère bien-aimé.

« E. Marquet. »

« Paris, le 25 juin 1849.

« Cher et estimé autant qu'estimable ami.

« Comme les inventeurs à la suite pullulent dans notre bonne ville de Paris, j'ai cru devoir, ainsi que je te l'ai déjà mandé, employer à leur endroit un léger préservatif pour ne pas toujours être logé à l'enseigne du *sic vos non vobis*. J'ai, en conséquence, déposé à l'Académie des sciences un paquet cacheté, prologue et résumé d'un long et remarquable mémoire que je tâcherai d'y lire plus tard. En voici la teneur : tu seras heureux de le lire avant quiconque, et de t'associer à mes joies, toi qui t'associes à toutes mes impressions, comme je m'harmonise avec les tiennes.

« NOTE CONCERNANT UN NOUVEAU MODE DE TRAITEMENT DU CHOLÉRA ASIATIQUE.

1. L'opinion à laquelle je me suis rallié comme à l'hypothèse la plus probable et s'accordant mieux qu'aucune de celles admises jusqu'ici avec les faits connus et les contradictions apparentes de l'histoire du choléra, est développée dans une brochure publiée en mars 1849 et portant ce titre :

Du choléra, de sa véritable cause et de son traitement anthelmintique. — Par *T. Bravard et E. Marquet.*

Les indications thérapeutiques formulées dans cet opuscule sont les suivantes :

« Tuer et expulser la cause animée. — Remédier aux désordres produits dans l'organisme par cette cause, désordres qui se rattachent surtout à la coagulation du sang, privé d'une grande partie des fluides dissolvants de l'albumine. » — (V. l'ouvr. cité p. 41 nº 40.)

Les médicaments indiqués sont des anthelmintiques qui ont pour agent essentiel le camphre et des purgatifs anthelmintiques, dont quelques-uns sont en même temps des dissolvants de l'albumine. — (V. p. 44.)

2. Les résultats de la pratique sont venus confirmer les intuitions de la théorie ; l'expérience a répondu par la guérison d'un grand nombre de cas, dont quelques-uns de la gravité la plus foudroyante.

3. Le succès m'encourageant, je me suis mis à observer avec plus de persévérance que jamais ; et je puis employer cette locution : car je n'ai pas craint de consacrer à l'observation attentive, minute par minute, d'un cas grave trois jours et deux nuits passés sans fermer l'œil.

4. Et voici à quoi je suis arrivé :

5. Le camphre suffit pour anéantir la cause du mal ; tous les aromatiques sont utiles. J'associe le camphre au rhum dans une infusion sudorifique, et le porte à une dose variable, selon le cas, de deux à cinq grammes dans un temps donné plus ou moins long, selon l'intensité du mal et la rapidité de sa marche.

6. En même temps, je donne par cuillerées ou par quarts de verre plus ou moins souvent, selon que la soif est plus ou moins vive, une solution de « quarante grammes de sulfate de soude dans au moins un litre d'eau, » et je fais pratiquer de temps en temps des frictions avec l'eau sédative fortement ammoniacale.

7. On frictionne surtout les organes en suffrance ou

les parties voisines du siége d'un organe souffrant (la région de l'estomac et celle des intestins dans les cas de vomissements, coliques, diarrhée), les membres affectés de crampes ou refroidis, privés de circulation, les points de la peau les plus cyanosés, la tête et les tempes dans les cas de changement fonctionnel morbide du cerveau et de trismus; la poitrine, lorsque l'oppression se manifeste, etc. etc...

8. L'eau sédative ramène la circulation en fluidifiant le sang coagulé par la perte des liquides dissolvants de l'albumine, et l'absorption probable d'un produit acide développé par la cause; la solution du sulfate de soude a le même mode d'action, administré selon ma formule : *C'est l'eau sédative intérieure.* En ce cas, loin de purger, ce sel suspend ou diminue les vomissements et les selles. Je l'ai donné, dans un cas grave, jusqu'à la dose de cent quatre-vingts grammes en trente-six heures; le plus souvent quarante grammes ont suffi.

9. Le sulfate de soude calme la soif et remplace la partie liquide et dissolvante du sang.

10. Le camphre doit être administré dans les premières heures surtout; le sulfate de soude et l'eau sédative sont continués jusqu'à ce que les accidents graves soient passés.

11. Le sulfate de soude et l'eau sédative conviennent et dans la période algide et dans *celle* de réaction; la réaction n'est jamais très-forte après mon traitement; car la réaction ne tient qu'à des obstacles locaux à la circulation, et ces obstacles ont été enlevés ou singulièrement atténués par nos moyens.

11 *bis*. J'ajouterai que le sulfate de soude adminis-

tré selon ma formule et l'eau sédative en frictions sont des antiphlogistiques très-puissants dans bon nombre de cas.

L'inflammation, en effet, est chose bien complexe ; mais le plus souvent elle résulte de désordres circulatoires déterminés par une coagulation sanguine locale.

12. Tout ce que je viens de dire est en harmonie avec les principes si peu compris de Raspail, qu'on a si peu lu.

Je développerai bientôt ces idées si grosses d'avenir.

13. Ainsi, mon traitement du choléra asiatique se résume dans les moyens suivants :

« Infusion camphrée alcoolisée.
« Solution à grande eau de sulfate de soude.
« Eau sédative. »

14. Le fait le plus grave du choléra, bien qu'à mon point de vue ce ne soit qu'un symptôme, qu'une conséquence de l'action de la cause, c'est la coagulation du sang. Je ne sais même point si l'action de la cause ne viendrait pas à s'épuiser d'elle-même, pourvu qu'on pût assez longtemps entretenir la vie en combattant cette coagulation dont beaucoup d'autres symptômes (cyanose, crampes) ne sont que des effets.

15. Les alcooliques que j'ai associés au camphre n'ont pas d'action curative en eux-mêmes. Ils ne servent qu'à faciliter la division de ce dernier et à favoriser ses rapports avec de plus nombreuses surfaces. Employés en trop grande quantité, ils pourraient même devenir nuisibles, comme coagulant l'albumine.

16. On peut donner en lavements les substances

que j'administre par la bouche ; on aura alors soin d'étendre d'encore plus d'eau le sulfate de soude ; car il faut bien se rappeler que le nouveau mode d'action que j'ai découvert dans l'emploi de ce médicament résulte de sa forme d'administration, et que je ne le donne point ici comme purgatif.

« Avec quelle avidité tu vas lire ces lignes, mon excellent ami ; vas, ou je suis dans une bien profonde erreur, ou elles sont l'expression abrégée de bien grandes vérités. Tu vois que je ne suis pas un usurpateur ; j'en fais remonter le germe à qui de droit ; mais que nous différons dans le traitement du choléra avec le grand F.-V. Raspail ! Pour lui, camphre, purgatifs et alcooliques, tout est là : il ne donne l'eau sédative que contre la réaction. *Ah ! s'il lui avait été permis de voir et de traiter* comme moi, nous serions d'accord sur l'application des principes. Je m'attends de ta part à de nombreuses objections et à quelque chose de plus. — *Je me rappelle déjà ce que tu m'as répété si souvent avec raison : Qu'ils viennent maintenant avec leurs vieilles sornettes : la force vitale est déprimée, relevons-la ; elle est trop expansive dans la réaction, comprimons-la. — Pauvres gens, quelques atômes d'un suc acide sécrété par un microscopique, voilà votre force vitale déprimée ; un caillot dans un petit vaisseau contre lequel lutte le torrent circulatoire, voilà votre force vitale trop expansive, votre archea furens, votre principe vital déchaîné.*

« J'ai fait une démarche bien sérieuse ; mais je suis si convaincu, si certain ; puis, j'ai consulté quelqu'un avant, et ce quelqu'un c'est celui qui te représentera pour moi, toutes les fois que j'aurai un conseil grave à demander; tu as deviné de qui je voulais parler. Il s'est chargé de faire remettre à l'Assemblée législative une communication par laquelle je demande de pratiquer ma méthode au grand jour de la publicité; je ne sais ce qu'il en adviendra; elle devrait déjà être remise.

« La guérison si prompte de M. Auvray a paru miraculeuse aux habitués du restaurant Krémer. Tout le monde, lorsque j'y ai reparu, m'a fait un accueil des plus flatteurs; Mme Krémer elle-même m'a tendu la main, et, d'après ce que m'a dit Boll, le cuisinier de Rothschild n'est pas celui qui a été le moins impressionné; il disait : « Je voudrais, pour faire la fortune de M. Marquet, que quelqu'un eût le choléra à la maison, parce que je suis sûr, d'après ce que j'ai vu, qu'avec lui il n'y a plus de danger en pareil cas. »

« le 30 juin 1849.

« Mon excellent ami,

« Ma dernière lettre a dû se croiser avec la tienne. Je pense que tu l'auras reçue avec plaisir, je ne dis pas parce qu'elle vient de moi, mais en raison de la note scientifique qu'elle contient. Tu as dû remarquer que, tout en signalant les modifications formelles apportées au traitement, j'en faisais remonter l'exposé fondamental à Raspail et à notre travail du mois de mars. Nous serons donc des anciens, quelque nouveau qui surgisse. Il ne faut jamais se laisser voler, et encore moins des idées humanitaires que des gros sous. »

Le respect que nous inspire la mémoire de notre excellent et si regrettable ami nous a empêché d'apporter la plus petite modification à sa correspondance. Nous avons tenu à la citer textuellement, quoiqu'il dût souvent en coûter beaucoup à notre modestie.

Nous désirons bien trop vivement faire paraître de suite cette seconde édition pour nous arrêter à citer toutes les guérisons que nous avons obtenues dans notre clientèle par l'emploi de ce traitement si simple. Nous ne parlerons que pour mémoire de M. Lagarde-Bardy, ancien négociant et ancien suppléant du juge de paix ; de Mme veuve Terrasse-Sabattier, de Fouret-Boulot, marinier ; de Chabannes-Bourrasset, de Sabattier-Prunayre, charpentiers à bateaux, et de la mère de M. Besson, huissier à Jumeaux. Quoique assez gravement atteints, ces malades ont été guéris si promptement, qu'ils se sont à peine doutés du danger qu'ils avaient couru. Mais nous ne pouvons nous dispenser de citer un cas de choléra tout aussi grave, tout aussi asphyxique que celui que notre excellent ami Marquet eut à traiter à Paris, au restaurant Krémer, rue de Grammont. Nous avons employé les mêmes moyens pour le combattre, et, en aussi peu de temps, nous avons eu le bonheur d'obtenir un résultat semblable :

Le 1er février 1850, sur les dix heures du matin, M. Amable Sabattier-Raymond, négociant à Jumeaux, vint nous appeler en toute hâte pour venir au secours de sa femme qui, d'après ce qu'il disait, était atteinte d'un mal extraordinaire ; elle était devenue tout à coup d'une couleur à faire peur ; elle était glacée, noire et sur le point de suffoquer, d'expirer d'un instant à l'autre. Nous le suivîmes en courant et nous trouvâmes en effet Mme Sabattier-Raymond aussi gravement atteinte qu'on nous l'avait annoncé, avec cyanose et imminence d'asphyxie. La famille de M. Sabattier-Raymond est une des plus estimables familles de ce pays, et sans contredit la plus nombreuse de la localité. Aussi, dès le commencement de l'attaque, les visites ne manquèrent pas à la malade; mais elle était dans un état si déplorable, si effrayant, que nous ne sachions pas avoir vu entrer une seule personne sans ressortir presque aussitôt en poussant des cris d'épouvante, des cris déchirants. Nous dûmes nous opposer énergiquement au renouvellement de pareilles scènes, qu'il est toujours si difficile d'empêcher dans ce pays, lorsqu'il arrive à quelqu'un un accident qui fait craindre, aussi subitement, pour ses jours. Nous tînmes à rester seul avec la fille aînée de la malade et sa belle-sœur, Mme Sabattier jeune, qui aime autant à soigner les malades qu'à secourir les pauvres. Il y avait à peine un quart-d'heure de l'atteinte, et déjà la malade était noire, glacée, sans pouls. La déglutition était impossible. — Nous fîmes faire des frictions à l'eau sédative sur tout le corps, principalement aux endroits que nous soupçonnions être le siége de crampes, à la région du cou, sur le creux de l'estomac, les flancs et les reins, et sur tous les membres inférieurs. — Nous fîmes préparer immédiatement une infusion aromatique avec sirop camphré et addition de liqueur hygiénique selon la formule Raspail. Les premières cuillerées furent d'abord rejetées; mais la malade se mit, peu à peu, à boire avec moins de répugnance. — Nous administrâmes de suite le sulfate de soude par cuillerées ou par quart de verre selon la soif. Seul, ce moyen la calmait et était agréable au goût; la malade ne demandait pas autre chose; la limonade, les tranches d'orange, etc., rien autre chose ne la désaltérait. — Eau sédative fréquemment en frictions sur toutes les parties du corps, siéges de crampes, principalement sur l'abdomen. — Nous quittâmes la malade au bout de trois heures, convaincu qu'elle était guérie. — Sa famille disait, en nous bénissant: *Ressuscitée!* — Oui, nous avons eu le bonheur de voir, comme notre excellent ami Marquet, se réaliser sous nos yeux, au sein de la population la plus remuante, la plus active, mais aussi la plus superstitieuse, et depuis trente ans la plus mal conseillée que nous connaissions; oui, nous avons eu le bonheur de voir se réaliser le mot prophétique de Raspail: *Pris à temps, le choléra le plus asphyxique est moins grave qu'un simple rhume, si on le traite par la méthode*; et nous ne craignons pas de trop nous avancer en ajoutant que, dans ces circonstances, la guérison surprend encore moins que la convalescence. Deux jours après, Mme Sabattier-Raymond était radicalement guérie, et depuis l'état général de sa santé n'a rien laissé à désirer.

Toussaint BRAVARD,

Médecin à Jumeaux-sur-Allier (Puy-de-Dôme)

PRÉFACE

DE

LA PREMIÈRE ÉDITION

La réapparition récente du choléra de l'Inde sur divers points de l'Europe, quelques cas isolés déjà observés cette année en France, la crainte que ce formidable fléau ne nous atteigne encore désastreusement au retour de la saison chaude : tels sont les motifs qui nous ont déterminés à publier cet opuscule. Les idées qui y sont développées, le traitement préservatif et le traitement curatif, que nous conseillons, découlent des principes professés par l'illustre savant F.-V. Raspail, dans son *Manuel annuaire* et dans son *Histoire naturelle de la santé et de la maladie*. Mais, comme le grand réformateur, dont l'un de nous, son *éternel ami* pratique la méthode depuis dix années avec un succès qui faisait affluer à Jumeaux les malades de fort loin, n'a pu dans ces deux ouvrages qui traitent de toutes les maladies et de leur médication, consacrer au sujet qui nous occupe un espace aussi considérable qu'il aurait été possible de le faire dans un traité spécial, nos amis ont pensé qu'il serait utile de développer ce point important, pour faire pénétrer la conviction dans tous les esprits. Nous nous sommes donc mis à l'œuvre, et nous livrons au peuple le fruit de nos recherches, faites à l'aide du jour nouveau que le grand novateur a jeté sur la science en publiant sa nouvelle méthode d'explication et de traitement des maladies. L'immense succès de cette méthode dans la fièvre jaune, dont l'analogie avec le choléra est si grande, nous donne la certitude que si ce dernier sévit encore chez nous, comme il l'a fait au printemps de 1832, elle sauvera une foule de victimes voués à une mort presque certaine avec les traitements ordinaires.

T. Bravard, E. Marquet.

I

Parmi les maladies qui affectent l'espèce humaine, il en est qui sont communes à tous les pays, qui se développent sous toutes les latitudes. Les rhumes, les diarrhées, les fluxions de poitrine, par exemple, sont des affections que l'on observe aussi bien dans le Nouveau-Monde que dans l'Ancien, qui atteignent l'habitant des îles de l'Océan et de la Méditerranée comme celui des continents. Les maladies de ce genre, celles qui sont communes aux divers climats et auxquelles tous les hommes sont sujets, ont en général pour cause les intempéries de l'atmosphère, les successions brusques du froid et de la chaleur, les excès et les variations de température, la mauvaise nature des aliments et des boissons, les privations, les abus et les excès de tout genre.

2. Lorsque les causes qui produisent ces maladies agissent d'une manière générale sur une étendue de pays plus ou moins considérable, ces maladies constituent des *épidémies* *, c'est-à-dire qu'elles affectent en même temps, dans une localité déterminée, des masses d'individus. Quelque forme que revêtent ces

---

* De *épi* sur et *démos* peuple, — qui s'étend sur toute une population.

épidémies, que ce soit celle d'une fluxion de poitrine ou d'une fièvre cérébrale, elles sont ordinairement fort graves, et cette gravité se comprend facilement; car, pour atteindre ainsi un grand nombre d'individus placés dans des circonstances d'âge, de sexe, de tempérament, de profession, de fortune et de bien-être fort diverses, d'individus plus ou moins susceptibles, par conséquent, de résistance aux causes maladives, il a fallu que ces causes jouissent accidentellement d'une intensité considérable.

3. La différence qui existe entre cette seconde classe de maladies (2) et la première (1) sera rendue plus claire par un exemple : Un homme vient de se livrer à un travail pénible, par une température élevée; il passe dans un endroit frais et y demeure en repos : cet homme contracte une fluxion de poitrine. Les habitants d'un pays plus ou moins étendu ont eu un été très-chaud; survient brusquement un automne exceptionnel que des vents froids font ressembler à un hiver intense : des fluxions de poitrine se développent dans ce pays d'une manière épidémique.

4. Autant on s'est, jusqu'ici, rendu facilement compte du développement de ces classes de maladie, autant, d'autre part, on a éprouvé des difficultés à expliquer les modes de formation et de propagation d'un autre ordre d'états morbides, connus vulgairement sous le nom de *pestes*, *contagions*, *influences*.

5. Ces maladies pestilentielles offrent ceci de commun qu'un point déterminé du globe leur sert, pour ainsi dire, de berceau; que, dans ce lieu déterminé, elles exercent plus ou moins souvent des ravages con-

sidérables; puis, qu'à des intervalles plus ou moins rares elles s'irradient de leur pays natal sur une étendue plus ou moins vaste du monde habité.

6. Quelques-unes d'entre elles n'abandonnent plus les lieux qu'elles ont une fois visités; elles s'y naturalisent, pour ainsi dire. Ainsi la syphilis, importée du Nouveau-Monde, sévit sur l'ancien continent depuis la découverte de Colomb; ainsi la variole originaire de l'Arabie, s'est perpétuée en Europe.

7. D'autres nous ont déjà visités quelquefois sans avoir encore pris chez nous droit de domicile; fléaux terribles qui passent de temps en temps sur les générations humaines et les déciment sans défense, puis se retirent après avoir déconcerté la science des savants et mis en défaut la prudence des sages. De ce nombre sont la fièvre jaune, la peste d'Orient, et ce terrible choléra de l'Inde dont la France n'a point oublié les ravages récents, et qui nous menace déjà d'une seconde invasion; car il s'est élancé une seconde fois des rives du Gange, et compte depuis une année de nombreuses victimes en Europe.

II

8. Que d'hypothèses faites pour expliquer la cause et la marche de ce fléau dévastateur! Que de théories dont l'application a démontré le néant!

Les explications les plus diverses, les plus contradictoires se sont succédé; les traitements les plus opposés, les plus différents, ont été invoqués et appliqués tour à tour ; des milliers de volumes ont été écrits sur le choléra depuis vingt années ; et, malgré tant et de si laborieuses recherches, tant et de si pénibles expérimentations, quand le fléau se retira de nous, après s'être joué de toutes les tentatives de l'art de guérir, la science avoua son incapacité, et la médecine l'inutilité de sa coopération, la nullité des résultats qu'elle avait poursuivis avec tant d'ardeur et de dévouement.

9. Considère-t-on une température élevée comme une condition indispensable de son développement? Les faits donnent bientôt à cette hypothèse le démenti le plus formel: le choléra infecte en Russie, près du cercle polaire, les gouvernements de Permes et de Vologda, placés sous le 60e degré de latitude; à Moscou, il n'en continue pas moins ses ravages par un hiver froid, et fait périr plus de soixante personnes par jour, bien que le thermomètre descende à 16° au-dessous du zéro.

10. Est-ce l'humidité, phénomène constant à un haut degré dans les couches atmosphériques qui avoisinent l'embouchure marécageuse d'un grand fleuve, que l'on accusera de développer et d'entretenir le mal? Les faits répondent encore par la négative, quand le fléau frappe les hauts versants du Caucase et de l'Himalaya, quand il s'installe à Erzeroum d'Arménie, ville située à 2,128 mètres au-dessus du niveau de la mer, élévation équivalente à celle de l'hospice du mont Saint-Gothard ; quand il torture sur les sables brûlés du désert le pèlerin qui se rend à la Mecque et la caravane qui traverse la zone torride.

11. L'observation ayant démontré le néant de ces

hypothèses, on abandonna la chaleur et l'humidité, la sécheresse et le brouillard pour invoquer des causes encore plus insaisissables et d'une démonstration plus difficile. On se demanda s'il n'y aurait point eu par hasard quelque changement profond dans l'harmonie des mondes, une augmentation ou une diminution excessive de l'électricité générale, par exemple; on raviva l'hypothèse cabalistique de la conjonction des astres; on nota le passage ou l'approche de ces comètes, de ces météores variés qui jadis effrayaient tant l'ignorance superstitieuse des peuples.

12. Mais arrivons à des hypothèses plus palpables et tâchons de les analyser.

13. Lorsque, en 1817, le choléra revêtit un caractère épidémique si formidable sur les rives du Gange, on fut d'abord porté à en accuser une alimentation de mauvaise nature; on avait remarqué cette année-là une altération particulière, une maladie dans les riz cueillis sur le territoire de l'Oude. On supposa aussi que certains poissons, pêchés dans le Gange, avaient accidentellement contracté des propriétés vénéneuses. Mais quand le choléra, s'élançant de proche en proche, eut envahi les lieux les plus éloignés de son pays natal, force fut de tenter de nouvelles explications et d'abandonner ces causes imaginaires; car les maladies, provenant d'aliments viciés, sont nécessairement bornées aux populations qui se nourrissent de ces aliments.

14. Tout le monde sait que la plupart des grands fleuves se divisent en plusieurs branches avant de se jeter dans la mer; ainsi naît un triangle dont le sommet correspondant au lit primitif du fleuve au moment de sa division, dont les côtés sont représentés l'un par

la mer, les deux autres par les deux branches les plus extrêmes de cette division du fleuve. Cet espace que l'on nomme *delta*, à cause de sa ressemblance avec une lettre triangulaire de l'alphabet grec, est sillonné par des cours d'eau, parsemé de mares et de lacs, et se trouve souvent submergé, en partie du moins, lors des crues du fleuve.

Le delta du Gange est immense ; il présente des étendues considérables d'eaux dormantes, de lacs, de marécages où séjournent et s'altèrent des débris énormes de végétaux gigantesques, des forêts que le fleuve a roulées dans ses grandes eaux. Il est donc positif que, dans ces énormes amas de liquide, doivent se développer en grand les phénomènes qui, dans nos marais plus circonscrits, engendrent des maladies.

15. On appelle *miasmes*, *effluves palludéens*, ces exhalaisons, ces émanations qui s'élèvent du sein des eaux dormantes. Les accidents que développent ces exhalaisons sont, en général, intermittents et portent le nom de *fièvres des marais*. Ces maladies offrent encore ce caractère particulier qu'elles ne se propagent que dans un certain rayon, à partir du lieu où le *miasme* a pris naissance, qu'elles ne voyagent pas, comme le choléra et les pestes, dans des sites éloignés, et qu'il suffit souvent d'un changement de lieu pour s'en guérir. Ces fièvres sont plus ou moins graves, selon les localités, plus ou moins *pernicieuses* ; quelquefois elles foudroient, pour ainsi dire, comme l'apoplexie, l'infortuné qu'elles atteignent ; mais toujours est-il qu'elles présentent, quelles que soient leurs variations d'intensité, les mêmes caractères fondamentaux dans les marécages de l'Inde que dans ceux de la campagne de

Rome, dans les lieux submergés de l'Amérique que dans les marais de l'Europe.

16. Les émanations miasmatiques dont nous venons de parler atteignent surtout les habitants des localités qui sont placées sous les vents qui balaient les mares : elles sont donc transportées par les courants d'air. Le choléra fut tout d'abord considéré comme le résultat d'une émanation analogue ; et c'est là l'opinion qui a pris le plus de consistance. Mais comment, laissant même de côté les symptômes par lesquels il diffère tellement des fièvres occasionnées par les exhalaisons marécageuses, expliquer dans cette hypothèse son mode de propagation ? Comment concevoir que cet air malfaisant ait été porté, en quinze années successives, à trois mille lieues du foyer d'où on le supposait émané ? Comment a-t-il pu, dans ce gigantesque voyage, ne rien perdre de sa terrible puissance ? Comment s'est-il à la fois irradié au Sud-Est et au Sud-Ouest ? comment en même temps vers l'Occident et vers le Nord ? Et il s'irradie ainsi en tous sens, dans toutes les saisons, par les courants atmosphériques les plus opposés ; il franchit les crêtes de ces hautes montagnes qui arrêtent les nuages et les vents ; dans l'Inde sa marche est l'inverse de celle des moussons ou vents réguliers...

17. Supposons toutefois que la cause du choléra soit analogue à ces autres émanations qui produisent les fièvres des marais, qu'elle soit un miasme dont nous ne préjugerons pas la nature ; supposons en outre qu'il puisse exister une cause inconnue de propagation de ce miasme, autre que les courants d'air, nous ne ferons que reculer la difficulté ; car, quelque grand qu'ait été le volume primitif de l'air infecté accumulé dans le

delta du Gange, nous ne pourrions nous expliquer son parcours immense que par une dernière supposition : c'est que le miasme aurait faculté de se reproduire, de se multiplier. C'est là, en effet, l'idée que l'on a généralement admise pour les germes de ces maladies qui envahissent successivement des espaces plus ou moins considérables du globe. « Il ne peut donc appartenir « nécessairement, dit Moreau de Jonnès, en parlant du « choléra, qu'à cette classe de maladies redoutables « qui tirent leur origine d'un principe *suî generis*, « d'un germe dont la nature nous est inconnue, mais « qui possède le pouvoir de se développer et de se re- « produire............ sous des conditions spéciales. »

18. Or, en procédant du connu à l'inconnu et en suivant la seule méthode raisonnablement logique, nous sommes conduits à nous demander quels sont, parmi les corps que nous connaissons, ceux qui possèdent cette propriété de se développer et de se reproduire. Ce ne sont évidemment point les corps inertes ou *inorganiques* ; un bloc de marbre peut bien être divisé à l'infini; mais il ne peut ni augmenter de volume, ni créer, par une propriété à lui inhérente, une seule molécule de plus que celles qui le composent; un cours d'eau peut être divisé en une multitude de branches et de ramifications; mais pas une seule goutte ne s'ajoute pour cela à sa masse primitive ; un volume de gaz ou de vapeur peut se déplacer et s'étendre dans l'espace, sans engendrer pour cela un seul atome de plus que ceux qui le constituent. Mais il est, en revanche, une autre classe d'êtres qui se perpétuent par voie de reproduction, qui sont aptes à reproduire des

êtres semblables à eux : ce sont les êtres vivants ou *organiques*, animaux et végétaux.

19. Si donc, pour expliquer cette faculté de se développer et de se reproduire que possède la cause du choléra, nous interrogeons tout ce que la science expérimentale et positive nous a appris, nous sommes forcés d'admettre que cette cause ne peut jouir d'une semblable propriété qu'à la condition de rentrer dans le cadre des seuls êtres connus qui en jouissent ; à moins que nous ne préférions nier toute l'expérience des siècles et supposer des existences imaginaires en dehors des deux classes d'êtres (organiques et inorganiques) qui composent et habitent notre globe et son atmosphère.

Nous sommes donc logiquement forcés d'admettre que la cause du choléra est une cause *animée* ou douée de vie.

20. Et cette conclusion est si fatalement inévitable que Moreau de Jonnès lui-même la tire, mais à son insu. Dans le passage que nous avons cité (17), nous avons omis volontairement un membre de phrase qui est indiqué par des points ; nous rétablissons ici le texte complet : « qui possède (le germe du choléra) le pou« voir de se développer et de se reproduire, *comme les* « *êtres organisés.* » La même conclusion, toujours involontaire, est plus loin ainsi développée par le même observateur : « Quand ce germe, dit-il, est disséminé « dans l'atmosphère, ses effets dépendent d'une multi« tude de chances fortuites analogues à celles qui ren« dent féconds les ovicules (petits œufs) des insectes « microscopiques. » Combien de fois n'est-il pas arrivé que des hommes du plus grand mérite ont ainsi tourné

autour de la vérité et l'ont énoncée comme par distraction.

21. Cette conclusion logique, nécessaire, fut affirmée nettement par un savant consciencieux et désintéressé, que ses connaissances étonnamment multipliées et son vaste et profond génie dirigèrent dans la voie difficile de ce diagnostic prophétique *. Le professeur Mojon admit pour le choléra la même cause que l'illustre Raspail, une cause animée microscopique.

Il est inutile de dire combien de controverses plus ou moins sérieuses furent entamées à ce sujet. N'a-t-on pas, durant de longues années, taxé de ridicule ceux qui admettaient un insecte comme cause de la gale ? Et pourtant ce dernier est visible sans le secours du microscope ? Toujours est-il que l'hypothèse s'est vérifiée et que plusieurs médecins du nord de l'Europe ont constaté dans l'épidémie actuelle de choléra l'existence d'animalcules microscopiques **.

III.

22. Que de circonstances inexpliquées et considérées jusqu'ici comme ne pouvant l'être, si l'on prenait pour point de départ les faits connus, deviennent des plus faciles à concevoir par l'admission d'une cause animée microscopique pour le développement du choléra. Et notez bien qu'en proclamant cette cause, Raspail n'a

---

* F.-V. Raspail, *Manuel de médecine*, et *Histoire de la santé et de la maladie*, tome 3, article CHOLÉRA.

** Voy. *Revue de médecine et de pharmacie domestiques*, par F.-V. Raspail.

pas énoncé une anomalie, une exception, mais bien un fait qui rentre dans l'ordre des faits connus et constants. Connaissons-nous, en effet, dans la nature, d'autres êtres susceptibles de se multiplier et de se reproduire que des êtres animés ?

23. Dieu qui, comme le dit le Psalmiste, est surtout admirable dans les petites choses, Dieu que la science proclame si merveilleusement puissant dans la création des infiniment petits, a créé tous les êtres, les microscopiques comme les animaux géants, d'après les lois fondamentales et selon une série ascendante non interrompue; il a créé la multiplicité dans l'unité. Faut-il donc s'étonner que des nuées de microscopiques voyagent et se reproduisent comme voyagent et se reproduisent les sauterelles de l'Afrique, comme voyagent et se reproduisent les armées de pucerons visibles à l'œil nu qui fréquentent nos marais et le bord de nos cours d'eau ? Mais non : avec cette explication tout est naturel et devient simple dans le mode de propagation du choléra et dans sa genèse Où se développe cette cause animée ? Dans le delta du Gange, dans ces plaines marécageuses où se trouvent réunies la chaleur et l'humidité, où existent toutes les conditions physiologiques qui favorisent la génération des insectes connus, où ces conditions se trouvent même au plus haut degré par la nature spéciale et l'âge des terrains d'alluvion de ce delta.

24. Ne conçoit-on pas maintenant comment les essaims meurtriers de ces microscopiques ou leurs œufs, une fois parvenus à Moscou, ont pu y vivre ou y éclore en plein hiver autour des poêles et dans les fourrures dont les habitants de la Russie se couvrent ? Ne comprend-

on pas comment le fléau, qui se dirige ordinairement le long des fleuves et du littoral des mers, abandonne parfois ces lieux de prédilection et pénètre dans l'intérieur des terres, dans les profondeurs du désert avec les voyageurs et les caravanes? Comment il fait route avec les navires à travers les mers et les détroits? Comment il s'élève des contrées basses, où il a pris naissance jusque sur les hauteurs des grandes montagnes? Comment il franchit leurs défilés avec les marchands qui les traversent? Est-il difficile de s'expliquer pourquoi il sévit surtout dans les grands centres de population, dans les lieux occupés par des armées, dans toutes les localités enfin où les rapports des hommes entre eux sont le plus multipliés? Non : plus de difficultés insolubles; tout rentre dans l'ordre des choses connues et vulgaires.

IV.

25. Nous avons jeté un coup d'œil rapide sur la valeur des diverses causes attribuées au choléra. Le développement et le mode de propagation de cette terrible maladie ne pouvant s'expliquer que par l'admission d'une cause qui possédât la propriété de se multiplier et de se reproduire, nous avons été conduits par les lois impitoyables de la logique à considérer cette cause comme ne pouvant être qu'une cause *animée*; bien plus, nous avons pu avancer que l'idée féconde, émise par le savant Raspail, avait été sanctionnée par l'observation directe; que les microscopiques du choléra avaient été découverts, pendant l'épidémie actuelle, dans les provinces russes, où le fléau sévit.

Passons maintenant à l'étude d'un autre point de vue qui ne fera que corroborer ce que nous venons de dire de la cause du choléra ; nous voulons parler des altérations que présentent les cadavres des victimes de cette affection.

26. Qu'on nous permette de ne pas négliger ce point qui est le plus essentiel, la nature de la cause. Nous écrivons non-seulement pour ceux qui connaissent les succès prodigieux, et par conséquent la vérité des principes de la méthode nouvelle, mais encore pour ceux, mais surtout pour ceux qui veulent à ce sujet des explications détaillées, qui ne veulent céder qu'à des raisonnements évidents et irrécusables. C'est spécialement dans l'intérêt de ces derniers qu'il est impossible de se contenter d'une affirmation touchant la cause du mal, d'une simple indication du traitement à lui opposer ; il nous a fallu, pour eux, insister sur tout ce qui peut éclairer concernant la nature de cette cause, afin de faire pénétrer la conviction dans leur esprit : car la cause connue, le remède suit de près ; car la cause admise et comprise par lui, le malade adoptera avec confiance et se fera appliquer avec persévérance et énergie le traitement rationnel. Il nous faut donc, malgré notre intention d'être le plus brefs possible, ne rien négliger pour atteindre notre but, qui est de convaincre, pour conjurer les erreurs qui laissent marcher le mal, quand elles n'ont pas pour résultat de l'aggraver.

27. Des observations innombrables qui ont été faites sur les cadavres des cholériques, la majorité des médecins a conclu que le siége primitif du mal était le tube digestif. Il y en a cependant qui ont avancé que la maladie atteignait primitivement le système nerveux en

général et surtout le système des nerfs intestinaux (*ganglions semi-lunaires ; plexus solaire*) ; d'autres voulaient que la maladie eût débuté par une altération du sang. De tout ce que nous avons dit, il résulte que la première opinion, qui est l'opinion la plus généralement admise, est la seule soutenable.

28. Oui, c'est le canal alimentaire qui est le point de l'économie où débute le mal, celui où s'implante la cause animée qui engendre le choléra. Eh bien! que trouve-t-on de particulier dans ce canal? Le voici : il est le siége d'une multitude de petits boutons dont le volume varie depuis celui d'un grain de millet jusqu'à celui d'un grain de chènevis ; il présente des élevures accidentelles et multipliées, comme en présente la feuille qu'un insecte a piquée pour y déposer ses œufs, comme en offre la peau des galeux que les acares ont fouillée pour s'y loger et s'y reproduire : c'est comme une vraie gale intestinale. Et notez que la comparaison n'est pas de nous ; on ne pourra suspecter l'impression produite par cette altération de la membrane muqueuse digestive sur deux médecins (MM. Nonat et Serres) qui ont, à cause de ce phénomène d'éruption, désigné le choléra sous le nom de *psorentérie*, dérivé de deux mots grecs qui signifient *gale* de l'*intestin*. Tous les médecins anatomistes ont vu et décrit ces boutons qui quelquefois occupent seulement une partie plus ou moins étendue du tube digestif, d'autres fois l'envahissent tout entier de la bouche au fondement ; qui, dans d'autres cas encore, s'étendent jusque dans les dernières ramifications des tuyaux respiratoires (*bronches*) dans l'épaisseur des poumons. M. Lélut, voulant dans un cas apprécier approximativement leur

nombre, pensa qu'il restait encore en dessous de la vérité en ne l'évaluant qu'à quarante-deux mille. Cette lésion qui est, comme nous l'avons dit, la lésion essentielle et caractéristique du choléra, confirme ce que nous avons avancé sur la nature de sa cause. Toutes les causes animées qui piquent nos tissus ou qui se logent dans leur épaisseur y produisent en effet des boutons analogues.

29. L'état du sang, qui est poisseux et épaissi par la perte de ses éléments les plus fluides, se comprend facilement, quand on songe à la quantité innombrable de parasites qui l'attirent dans les petits vaisseaux de l'intestin et qui provoquent des pertes si abondantes de liquides par les vomissements et par les selles. On conçoit, sans plus de difficulté, comment, lorsque presque tout le sang est ainsi porté vers l'intestin, il ne suffit plus à alimenter les organes qui forment la bile, les urines, les larmes, et pourquoi les produits de ces organes diminuent si considérablement, pourquoi ces sécrétions se trouvent même complétement suspendues; on s'explique comment tous les liquides du corps étant brusquement attirés vers l'intestin, le corps tout entier maigrit avec une si effrayante rapidité et se momifie, pour ainsi dire, en quelques heures.

30. Des détails sur les désordres secondaires observés à l'ouverture des cadavres et la théorie de leur formation seraient choses ici déplacées. Nous avons mentionné les faits importants; nous devions le faire pour confirmer la théorie de la cause animée, et nous espérons avoir assez dit en quelques mots sur ce point pour mettre le lecteur à même de juger en connaissance de cause. Il nous reste maintenant à dire le plus briève-

ment possible à quels signes on reconnaîtra le choléra ; nous exposerons ensuite son traitement rationnel et les mesures préservatrices à prendre contre ce terrible fléau.

V.

31. On distingue dans le choléra deux formes ou degrés de la maladie : la *cholérine* et le choléra grave ou *algide*. Le choléra grave succède souvent à la cholérine, qui n'est alors que la première période de l'affection ; il débute quelquefois sous l'aspect le plus formidable, sans avoir été précédé par la cholérine ou première période.

32. La cholérine présente, selon les cas, des variations nombreuses d'intensité : quelquefois on l'a vue se présenter sous la forme d'une indisposition peu grave ; d'autres fois, elle a entraîné la mort. Quant au choléra confirmé, tout le monde ne sait que trop combien de fois il a été suivi de cette terminaison fatale.

33. Lorsque le malade résiste et à la cholérine grave et au choléra, il passe, avant d'entrer en convalescence proprement dite, par une troisième période qui est une maladie nouvelle : c'est la période dite de *réaction* : c'est la lutte de l'organisation contre les ravages déterminés par le mal.

34. En conséquence, tout individu atteint du choléra peut passer par les trois périodes suivantes :

1° Cholérine ou période d'invasion ;
2° Choléra grave confirmé ou algide ;
3° Période de réaction.

La mort peut survenir dans chacune de ces trois périodes ; elle est surtout imminente dans la seconde.

35. L'indication de ces divisions était importante ; car chaque période nécessite des modifications dans les détails du traitement : il s'agit donc de bien pouvoir les distinguer pour être à même de les combattre rationnellement et avec fruit.

36. CHOLÉRINE, ou première période. — On éprouve un abattement considérable, un sentiment général de faiblesse poussée quelquefois jusqu'à la défaillance. Grande susceptibilité de la peau à se refroidir avec difficulté considérable de se réchauffer, et quelquefois sensation très-prononcée et très-pénible de chaleur intérieure intestinale, avec soif intense. Diarrhée d'abord jaunâtre ou brune, se décolorant plus tard, souvent sans douleurs de ventre au commencement : elle se mêle quelquefois de sang et s'accompagne de coliques et d'épreintes. Envies de vomir ou même vomissements, bilieux d'abord, avec anxiété et douleur plus ou moins vive au creux de l'estomac. Tous ces symptômes existent souvent sans la moindre fièvre, sans chaleur à la peau et même avec un refroidissement notable des surfaces et une diminution considérable de la force et de la fréquence du pouls.

37. CHOLÉRA GRAVE. — Deuxième et quelquefois première période (31). — Faiblesse profonde, vertiges, tintement et bourdonnements dans les oreilles. Evacuations très-fréquemment répétées par le bas de selles d'abord légèrement colorées par la bile, puis tellement décolorées ensuite, qu'on les a comparées à une décoction de riz, à du petit lait trouble ; cette comparaison est d'autant plus juste que dans le liquide des selles

nagent des flocons blanchâtres qui ressemblent à des grains de riz crevés par la cuisson dans l'eau, ou à des fragments d'albumine coagulée, comme ceux que l'on voit nager dans le lait tourné. Evacuation par le haut de matières semblables, soif ardente; chaleur intérieure intolérable. Ventre quelquefois gonflé; plus souvent comme rentré, contracté convulsivement et collé contre la colonne vertébrale. En même temps que cette sensation d'ardeur intestinale, froid violent de la peau; langue glacée; haleine froide et sans vapeurs; voix éteinte, *soufflée*, caractéristique. Crampes très-douloureuses dans différents points du corps, mais surtout dans les muscles du mollet.

Coloration violacée, bleuâtre (*cyanose*) plus ou moins intense de la peau, résultant de la cessation de la circulation dans ses vaisseaux où le sang est coagulé; puis cessation des battements du pouls, le fluide sanguin se coagulant, par les progrès du mal, dans les artères comme dans les veines en commençant par celles qui sont le plus éloignées du centre; quand le mal est fort intense, le cœur lui-même ne se contracte plus que faiblement et à des intervalles plus ou moins rares selon la gravité de l'affection. Douleurs abdominales et lombaires très-vives; sensation d'une barre douloureuse et compressive à la base de la poitrine; respiration anxieuse, convulsive, saccadée; sensation pénible d'étouffement. Le corps maigrit et se dessèche à vue d'œil; les yeux desséchés aussi et ternes sont enfoncés dans les orbites; la physionomie exprime à la fois la douleur, la terreur et l'anéantissement. Chose étonnante! l'intelligence résiste à toutes ces atteintes, en sorte qu'on pourrait dire du cholérique au dernier degré, qu'il est *un cadavre qui pense.*

38. Dans les cas où le malade a résisté à la violence de l'une ou de l'autre de ces périodes (36 et 37), la réaction s'établit. Alors la chaleur reparaît à la peau ; la couleur violacée de la cyanose fait place à une coloration plus ou moins rouge ; la circulation générale se ranime, et le pouls se fait sentir aux artères principales ; les vomissements, s'ils persistent encore, prennent, ainsi que les selles, une teinte jaunâtre ou verdâtre qui annonce que la bile, dont la sécrétion était suspendue, se forme de nouveau et est versée dans l'intestin ; l'urine, la salive, la vapeur respiratoire et les larmes reparaissent aussi.

Mais quelquefois cette réaction, dont l'intensité est, en général, proportionnée à la violence antérieure du mal, menace d'emporter le malade et fait craindre des congestions graves à la tête et dans la poitrine surtout ; ces congestions sanguines ont lieu d'autant plus facilement que les parties du sang qui étaient coagulées ne se liquéfient pas toutes au même instant ; qu'il existe, en conséquence, une foule de bouchons vasculaires qui s'opposent au cours régulier du fluide nourricier.

VI

39. Dans un seul des innombrables ouvrages écrits sur le choléra, nous trouvons le détail de soixante-dix méthodes de traitement différentes, et cependant la commission, chargée par le gouvernement de faire un rapport sur le choléra de Paris (1832), s'exprime dans ce rapport de la manière suivante :

« De toutes les tentatives thérapeutiques auxquelles

« on s'est livré pendant l'épidémie, en ville et dans les « hôpitaux, il résulte, comme vérité dominante, que « pour la guérison du choléra il n'existe point de spé« cifique. » Terrible vérité! Espérons que désormais on n'aura pas à faire un rapport aussi désastreux, et qu'à l'aide du traitement rationnel, d'après les principes de la méthode Raspail, on n'aura qu'à se réjouir de guérisons nombreuses, au lieu d'inscrire encore une épitaphe aussi cruellement désespérante sur une nouvelle hécatombe humaine.

40. Quelles sont les indications que le traitement doit avoir pour but de remplir?

Dans le début de la maladie on ne doit avoir qu'une préoccupation : tuer et expulser la cause animée, et s'opposer ainsi à ses ravages et à sa repullulation effrayante; plus tard, en même temps que l'on continue à poursuivre ce but fondamental, remédier aux désordres produits dans l'organisation par cette cause, désordres qui se rattachent surtout à la coagulation du sang privé d'une grande partie des fluides dissolvants de l'albumine. En remplissant cette seconde indication (rétablissement de la circulation sanguine), on verra reparaître la chaleur normale des surfaces et leur coloration naturelle. Le flux abondant de l'intestin s'arrêtera, quand la cause qui le provoquait aura été réduite à néant.

41. Est-il étonnant qu'on n'ait pas obtenu ces résultats par les myriades de traitements et de tentatives dont la commission du Gouvernement a reconnu l'inutilité, la nullité d'action, *comme vérité dominante?*

La chaleur artificielle produite par les frictions sèches, les couvertures, les sachets de sable ou de son brûlant, les bouteilles d'eau chaude, les bains de vapeur, etc., ne sera, n'a été qu'un moyen illusoire, incapable de rétablir la température du corps; car ces diverses façons d'appliquer le calorique ne feront jamais circuler un sang coagulé. Obtiendra-t-on, a-t-on obtenu davantage de la saignée? Mais, si vous tombez sur un vaisseau où le sang soit encore fluide, vous enlevez ce peu de sang qui concourait encore à soutenir les forces expirantes du patient, sans dissoudre et faire circuler pour cela celui qui, ailleurs, se trouve coagulé; si, au contraire, vous ouvrez un vaisseau où la circulation est arrêtée, et si aucune gouttelette de sang ne coule, comme cela arrivait le plus souvent, dites-nous de bonne foi ce que peut faire un coup de lancette sur la peau du bras ou du cou à l'helminthe qui dévore les sucs de nos entrailles? Il est évident que les sangsues, les ventouses scarifiées, etc., ne rétabliront pas davantage la circulation et ne pourront que précipiter dans certains cas la mort, en affaiblissant le malheureux déjà exténué par la cause du mal. Écoutez ce que dit de la saignée en pareil cas Moreau de Jonnès, qu'on ne peut pas suspecter de connivence avec nous en cet endroit : « La « saignée n'est point indiquée par la nature du mal. « Comme dans la fièvre jaune, si elle diminue la vio- « lence des symptômes, c'est en atténuant la résistance « des forces vitales, et non pas en attaquant avec « avantage le principe de la maladie. Son seul effet « est de procurer aux infortunés frappés par le mal « une mort moins douloureuse et *plus prompte* *. » Est-ce clair?

---

* *Rapport au conseil supérieur de santé sur le choléra-morbus pestilentiel*, page 63.

Ranimera-t-on davantage la circulation ou tuera-t-on la cause animée en labourant, comme on l'a fait, les côtés de l'épine dorsale avec des fers rougis à blanc; en brûlant les chairs du dos avec l'acide sulfurique, en torturant le malheureux déjà si cruellement torturé, à grands renforts de vésicatoires, de moxas, de sétons? Atteindra-t-on mieux le but en lui faisant boire de l'eau bouillante, ou en le jetant dans des bains d'eau glacée, ou bien encore en lui enfonçant des aiguilles dans le cœur et pratiquant ce qu'on nomme la *galvano-puncture?* Evidemment non, et tous ces procédés, toutes ces expériences sur le vivant ne prouvent qu'une chose, l'impuissance vertigineuse de la science aux abois.

VII

42. Dès le début de la maladie, que l'on ne doit pas négliger un seul instant, quelque légère qu'elle puisse paraître quelquefois de prime abord, on remplira ainsi l'indication fondamentale qui est de tuer la cause animée:

1° Un petit verre d'eau-de-vie camphrée (cognac saturé de camphre) bu pur ou étendu d'eau;

2° Frictions sur tout le ventre et sur les reins avec l'alcool camphré à 40°, répétées plus ou moins fréquemment selon la violence et la ténacité du mal;

3° Infusion aromatique de lavande, de sauge, de menthe, de mélisse ou de lierre terrestre, avec addition d'une cuillerée à café de sirop de gomme camphré dans chaque tasse;

4° Faire avaler de temps en temps une gorgée d'eau salée (de 15 à 30 grammes par litre);

5° Lavements avec
Décoction de mousse de corse,
ou Eau modérément salée (5 à 10 grammes par litre),
ou Poudre de charbon de bois dans eau de goudron,
ou Deux cuillerées d'huile camphrée;

6° Administrer comme purgatifs

	Aloès	25 centigrammes,
ou	Calomel en cristaux	2 décigrammes,
ou	Sulfate de soude	10 grammes,
ou	Huile camphrée	une cuillerée à bouche.

(Ces médicaments pourront être répétés plusieurs fois dans le même jour s'il y a lieu.)

7° On ne fera pas mal d'essayer le charbon dans l'eau de goudron par le haut; on peut calciner pour cela un bouchon de liége et le pulvériser.

43. Si le cas s'aggrave (37), si la circulation menace de s'arrêter dans les vaisseaux principaux, ce qu'on reconnaîtra à la faiblesse du pouls, au froid intense et à la coloration violacée de la peau, il faudra, en même temps qu'on continuera la médication anthelmintique ci-dessus, chercher à détruire et prévenir les coagulations sanguines par

Frictions fréquentes sur tout le corps à l'eau sédative;

Compresses imbibées de cette eau autour du cou, des jambes, des poignets;

(On continuera néanmoins de temps en temps les frictions d'alcool camphré sur le ventre et les reins);

Bains sédatifs ou alcalino-ferrugineux, au sortir desquels friction à l'alcool camphré;

Continuation des boissons, lavements et purgatifs ci-dessus (42).

44. Si la troisième période ou période de réaction (38) était déclarée,

Combattre la fièvre par les applications et les lotions d'eau sédative ;

Boissons chaudes diaphorétiques (bourrache ou tilleul avec sirop de gomme camphré, par exemple.)

(Dans toutes les périodes, on pourra tromper la soif du malade en lui faisant sucer une tranche de citron ou d'orange.)

45. Enfin, comme il est moins difficile de prévenir le mal que de le guérir, il faut, dans un pays infecté ou voisin de localités décimées par le fléau, prendre les précautions suivantes :

Observer exactement les règles de l'hygiène ; user d'une alimentation aromatique et épicée ;

Se frictionner à l'alcool et à la pommade de camphre ;

Boire le matin un petit verre d'eau-de-vie camphrée ;

Parfumer les appartements que l'on habite en brûlant sur une pelle rougie du vinaigre camphré ;

Porter du camphre sur soi et aspirer de temps en temps les cigarettes de camphre ;

Prendre de l'aloès (25 centigrammes) tous les deux ou trois jours.

N. B. Voyez pour l'hygiène préservatrice en général et pour la préparation des médicaments indiqués, le *Manuel annuaire* de M. Raspail, ou mieux son *Histoire naturelle de la santé et de la maladie*.

NOUVEAU MODE DE TRAITEMENT

DU CHOLÉRA ASIATIQUE

Aussi simplifié que possible, toujours d'après la nouvelle méthode.

1° Dans un verre à liqueur, de liqueur aromatique-digestive ou hygiénique, une cuillerée à café de sirop de gomme camphré. — On peut répéter.

2° Infusion aromatique ou thé au rhum, ou infusion de tilleul et de bourrache mêlés ensemble, avec une cuillerée à café de sirop de gomme camphrée, dans chaque tasse.

3° Dans tous les cas et dans toute la durée du mal, dans les diarrhées douteuses: quarante grammes de sulfate de soude dissous dans un litre d'eau, à prendre un quart de verre ou un demi-verre de demi-heure en demi-heure, selon que l'estomac peut supporter l'ingestion d'une plus ou moins grande quantité de liquide.

4° Eau sédative dans toute la période algide et contre toute réaction générale ou locale.

5° Frictions à l'alcool camphré dans le commencement où il n'y a ni algidité, ni réaction prononcée, dans les cas juste-milieu.

6° Cataplasmes sinapisés contre les crampes et les congestions cérébrales.

Le vin coupé avec l'eau de Seltz et sucré, pourrait être fort utile à petite dose quand les vomissements passent, pour ainsi dire, à l'état chronique, ce qui, soit dit en passant, va vite pour de la chronicité ordinaire. Le chlorure de sodium agirait probablement comme le sulfate de soude, mais nous n'avons pas osé changer et faire de l'expérimentation aux dépens d'autrui.

AXIOME. — *Le sulfate de soude désaltère en remplaçant le sérum du sang; c'est l'eau sédative à l'intérieur.*

SCOLIE. — *Il arrête les selles et les vomissements, administré ainsi:* Fracta dosa, *par petite dose.*

Eau sédative fréquemment en frictions, principalement sur l'abdomen. — Consulter au reste et surtout pour le traitement des enfants, le *Manuel annuaire* de F.-V. Raspail, de 1854.

Des retards, tout aussi involontaires de la part de l'imprimeur que de la nôtre, nous ont empêché, à notre grand regret, nous ne croyons pas avoir besoin de le répéter, de faire paraître plus tôt cette deuxième édition. Au moment où nous en corrigeons les épreuves, nous sommes si heureux d'apprendre la décroissance rapide de l'épidémie, sur tous les points de la France, que nous considérerions comme un devoir de suspendre immédiatement cette publication pour ne plus songer qu'à nous réjouir avec tout le monde; mais nous venons de lire dans un des journaux de médecine les plus importants et les plus répandus, nous venons de lire, dans le *Bulletin général de thérapeutique médicale et chirurgicale*, quelques lignes qui nous rappellent celles que nous écrivîmes, en 1849, avec un si triste pressentiment, au n° 6 du chapitre Ier de notre travail. Nous tenons à citer, en terminant, presque dans son entier, l'article du *Bulletin de thérapeutique*, tom. XLVII, 4e livr. 30 août 1854.

« Un premier fait que nous aimons à constater, c'est la décroissance rapide de l'épidémie sur tous les points de la France, et principalement dans les départements qui ont été les premiers envahis. La maladie s'étend, du reste, à quelques départements qui avaient échappé jusqu'ici à ses atteintes, et on cite plusieurs cas et plusieurs décès dans le département des Pyrénées-Orientales, à Perpignan, par exemple, et dans quelques communes environnantes, etc. etc.

« Nous sommes heureux de dire que le corps médical s'est montré partout à la hauteur de la situation et de sa noble mission. On l'a vu distribuer les secours et les consolations au plus fort de l'épidémie; payer partout de sa personne, et chercher, par de nobles exemples, à rassurer les populations effrayées. Nous connaissons un modeste praticien, dont nous tairons le nom, qui, dans une petite ville de la Picardie, n'a pas hésité à revêtir la chemise d'un des cholériques le plus gravement atteint, et à visiter, ainsi vêtu, tous les malades du pays. Et combien d'exemples pareils aurions-nous à enregistrer, si la modestie de nos confrères ne leur faisait trouver tout naturel des actes dignes des temps antiques.

« En Europe, le choléra continue à se répandre, et il reparaît avec une nouvelle intensité dans les pays qu'il avait quittés. En Angleterre et en Ecosse, mais surtout à Londres, depuis le mois de juillet, le nombre des cholériques augmente dans une progression vraiment effrayante. Ainsi, dans cette dernière ville, la mortalité, depuis la seconde semaine de juillet, jusqu'au 12 août, est représentée par les chiffres suivants: 5, 26, 133, 399 et 644. En Italie, le Piémont, la Toscane, les Etats-Romains, et surtout les Deux-Siciles, sont envahis. A Naples, les ravages du choléra sont effrayants; il meurt, dans cette ville, jusqu'à 700 personnes par jour, chiffre énorme pour une population réduite à moitié par l'émigration. En Espagne, Barcelone surtout souffre de ses atteintes; et, dans la Turquie d'Europe, les troupes anglo-françaises ont dû à ce terrible visiteur les pertes les plus cruelles qu'elles aient éprouvées. Mais tous ces ravages du choléra ne sont rien auprès de ceux que l'épidémie a faits aux Barbades. Nous lisons, dans un journal anglais, qu'à Bridgetown, la mortalité cholérique n'a pas tardé à s'élever de 90 par jour à 3 et 400; de sorte qu'en quelques jours il est mort, dans cette petite ville, plus de 7,000 personnes. On signale également l'apparition du choléra à l'Ile-de-France, de sorte que l'épidémie actuelle offre en ce moment l'exemple, peut-être unique dans l'histoire des maladies épidémiques, d'une épidémie frappant à la fois la plus grande surface du globe.

Chanoine, imprimeur à Lyon.

www.ingramcontent.com/pod-product-compliance
Ingram Content Group UK Ltd.
Pitfield, Milton Keynes, MK11 3LW, UK
UKHW032003260826
14628UKWH00005B/2254

9 782019 634674